中国少儿百科

奇思妙想的大脑

尹传红 主编　苟利军 罗晓波 副主编

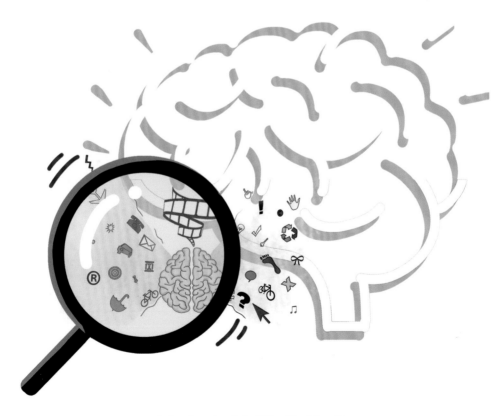

核心素养提升丛书

四川科学技术出版社

我们每个人都做过梦。这些梦，是我们睡着后由大脑的活动引起的。

以前发生过的很多事情，我们到现在都记得很清楚，这是因为大脑让我们拥有记忆力。

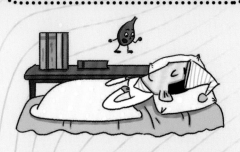

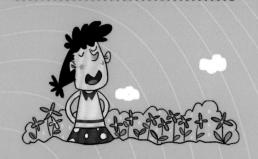

我们的眼睛能看见东西，耳朵能听到声音，身体和其他东西接触时，我们都会有触觉。

可是，你相信吗？如果我们没有大脑，即使我们有眼睛也看不见任何东西，有耳朵也听不到任何声音，而我们的身体，也不会有任何触觉。

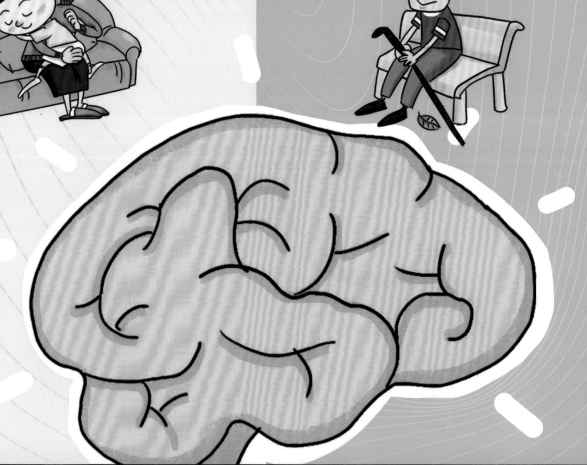

刚出生的婴儿，由于大脑的神经细胞发育尚未成熟，所以他们只会啼哭、吃奶等。

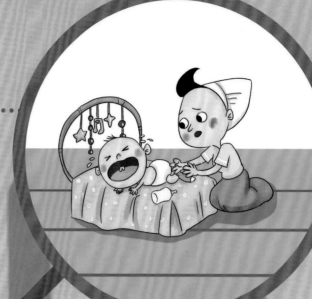

为什么蜘蛛能织出好看的网？那是因为它们的大脑够发达。别看它们个子小小的，但它们的大脑可是挺大的哦！

大脑真是太神奇了！一个人的大脑，就是整个身体的控制中心。大脑的构造，也是非常复杂的。

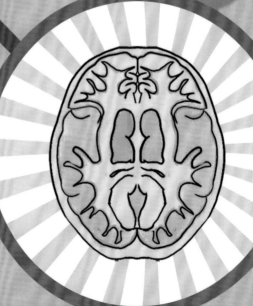

广义的大脑包括端脑、间脑和部分中脑。让我们一起走进大脑的世界，揭秘人类身上最了不起的器官吧！

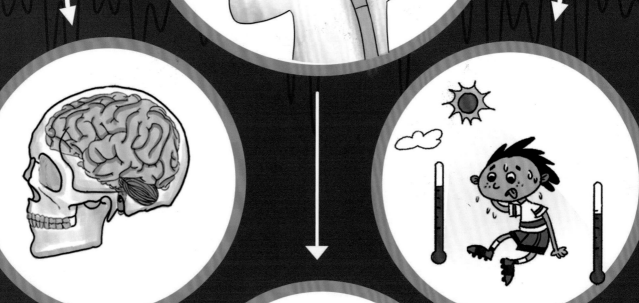

我们的大脑非常脆弱，但不要担心，由 23 块不同形状的骨骼组成的颅骨，时刻都在保护和支撑着它。

当我们处于高温环境中，大脑皮质就会立刻发布降温指令，帮助我们迅速适应温度的变化。

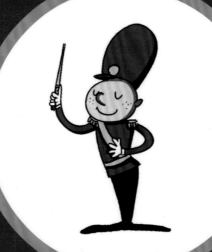

大脑皮质分为顶叶、颞叶、额叶、枕叶和岛叶，它们各司其职。

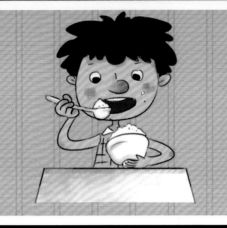

大脑里的顶叶管理着我们的嗅觉、味觉和触觉。例如，当我们端起一个碗，顶叶就能帮助我们判断这个碗有多重，温度怎么样，质地怎么样等，这就是顶叶的触觉功能。

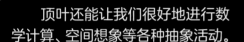

顶叶还能让我们很好地进行数学计算、空间想象等各种抽象活动。

调节大脑的正常发育，是颞叶的责任，它负责管理嗅觉和听觉。

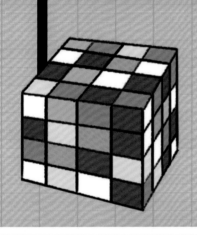

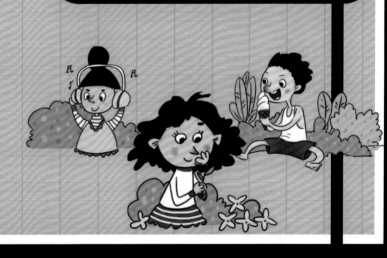

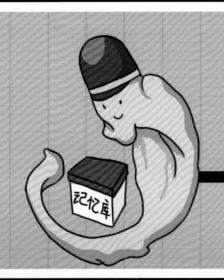

在颞叶的内侧，还有一个叫作海马的结构，能储存大量的记忆。

5

额叶包含前额叶和后额叶。

我们的短期记忆由前额叶负责。它还能整合各类记忆,我们一听到"动物园"三个字,前额叶就能让我们一下记起许多动物的样子和它们的叫声。

前额叶里还有一个语言中枢,叫"布罗卡区",它的作用是管理语言活动。

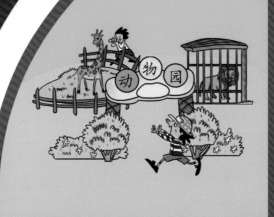

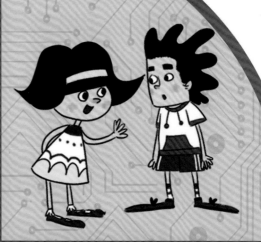

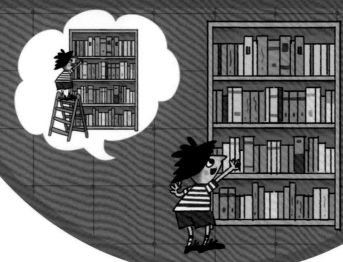

前额叶能让我们遇到困难时,不会灰心丧气,而是努力克服。周围太嘈杂的时候,前额叶也能让我们不受影响,保持专注。

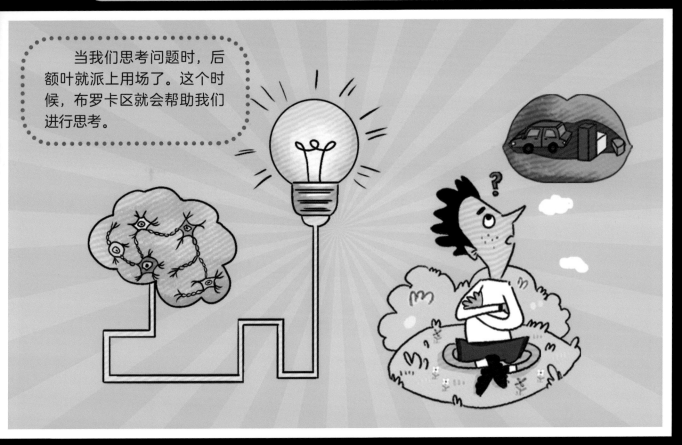

当我们思考问题时，后额叶就派上用场了。这个时候，布罗卡区就会帮助我们进行思考。

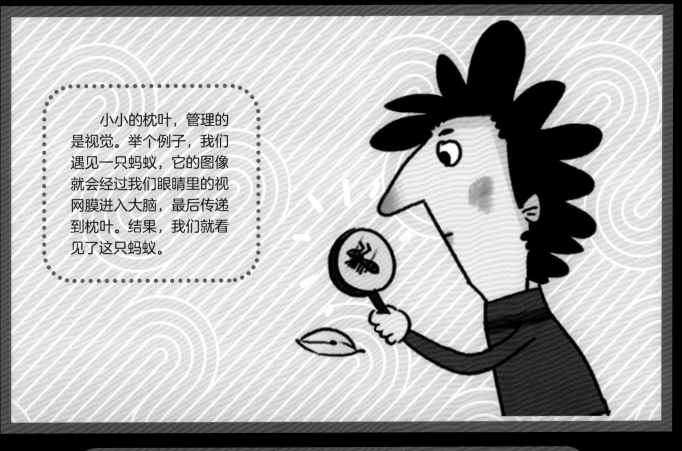

小小的枕叶，管理的是视觉。举个例子，我们遇见一只蚂蚁，它的图像就会经过我们眼睛里的视网膜进入大脑，最后传递到枕叶。结果，我们就看见了这只蚂蚁。

所以，如果我们只有眼睛而没有大脑，我们是看不见任何东西的。

岛叶又称脑岛，是大脑的重要组成部分。它的形状近似三角形岛状结构，被额叶、顶叶和颞叶覆盖。

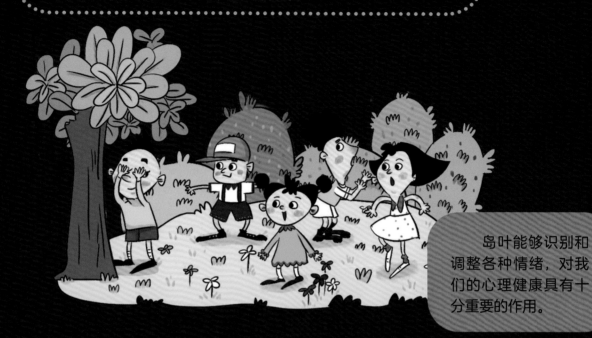

岛叶能够识别和调整各种情绪，对我们的心理健康具有十分重要的作用。

岛叶能够调节人体睡眠，有效缓解大脑疲劳。

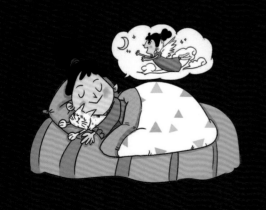

研究发现，岛叶还参与调控摄食行为。

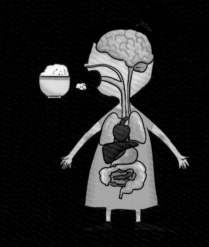

左脑控制右半边身体，而右脑控制的是左半边身体。一些右脑特别发达的人，总是使用左手干活儿，所以被称为"左撇子"。

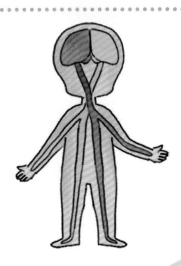

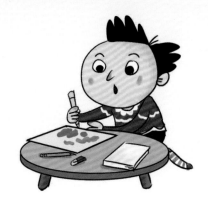

非优势半球在美术、空间、视觉记忆、音乐等相关的功能方面占优势，多位于右脑。

人的大脑分为左脑和右脑，左脑、右脑各有分工。

优势半球在逻辑等相关的功能方面占优势，比如语言、文字、数学、推理等，多位于左脑。

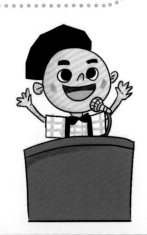

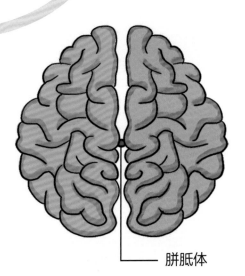

胼胝体

大脑里的胼胝体，能为左右脑发送、传递信息。

除了布罗卡区，大脑里还有另一个叫"韦尼克区"的语言中枢，位于优势半球，管理着阅读、理解语言以及写字的工作。

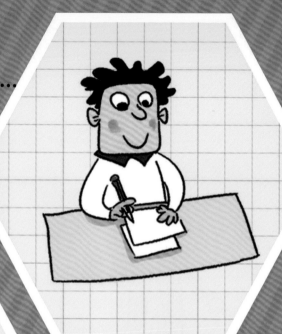

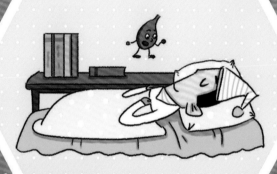

大脑中的松果体，是红褐色、豆粒状的。如果我们想休息了，松果体就向大脑发出信号，我们就会有困意，最后进入睡眠。

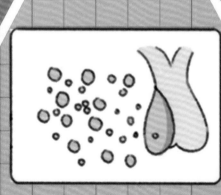

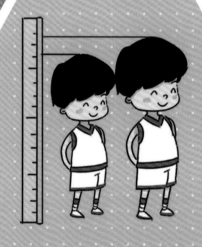

大脑中的下丘脑和垂体，组成下丘脑－垂体系统，它分泌出的化学物质，能维持身体功能正常运转，还能帮助小朋友们长个头。

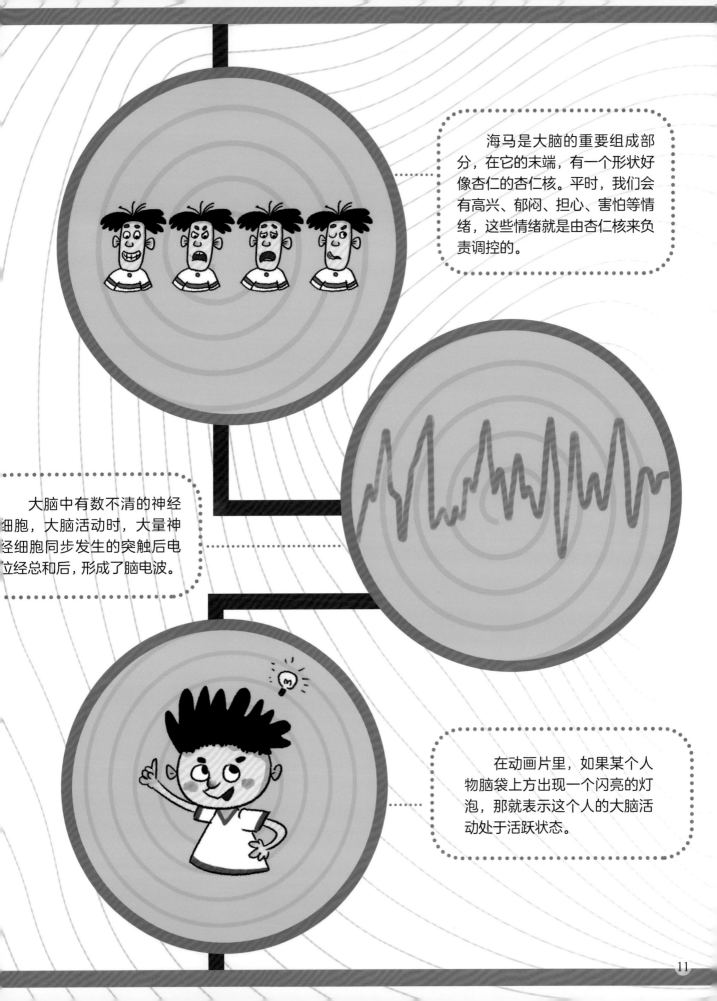

海马是大脑的重要组成部分，在它的末端，有一个形状好像杏仁的杏仁核。平时，我们会有高兴、郁闷、担心、害怕等情绪，这些情绪就是由杏仁核来负责调控的。

大脑中有数不清的神经细胞，大脑活动时，大量神经细胞同步发生的突触后电位经总和后，形成了脑电波。

在动画片里，如果某个人物脑袋上方出现一个闪亮的灯泡，那就表示这个人的大脑活动处于活跃状态。

二 大脑和感觉系统

大脑能通过身体的各个感觉器官和感觉系统，让我们感知外部的世界。

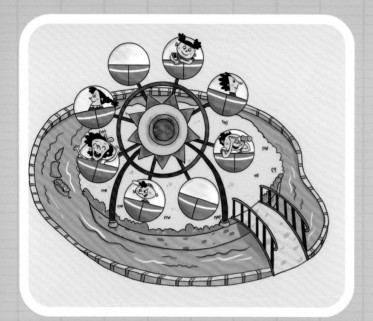

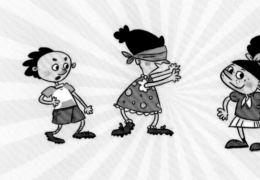

大脑通过视觉系统，让我们感知到物体的形状、大小及颜色等，这就是视觉。

大脑通过听觉系统，让我们听到各种声音，还能听清声音从哪个方向传来，这就是听觉。

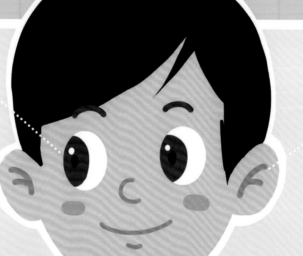

盲人看不到东西，但他们的听力一般比较强，这是因为他们大脑皮质的视觉区域被听觉区域占据了大部分。

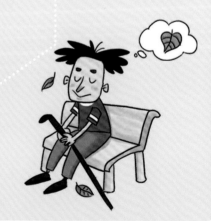

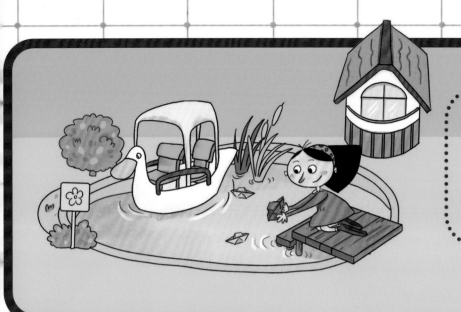

当我们的皮肤接触到物体时，大脑就让我们有了触觉。如果没有触觉，我们是很难灵活使用各种工具的。

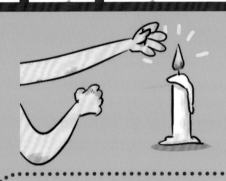

我们的身体被伤害时，大脑就让我们产生痛觉，于是我们会感到疼痛。

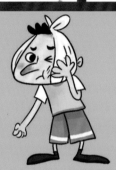

产生痛觉不全是坏事，它也能促使我们及时采取自我保护、自我救助或向他人求助的措施。

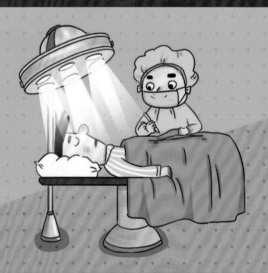

在手术中，被注射了麻醉药的病人，他们暂时无法感到疼痛。

嗅觉让我们的鼻子能嗅到酸、香、臭等气味。

夏天我们会感到热，冬天我们会感到冷。这就是温度觉，包含冷觉和热觉。

嗅觉强的人，可能空间记忆力也比一般人更强。

当产生的热觉过强而感到太热时，皮肤就会渗出汗水，为我们散热。

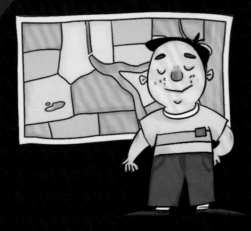

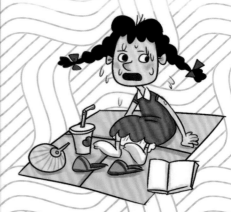

食物接触到我们的舌头，我们能感知到它们的味道，这就是味觉。

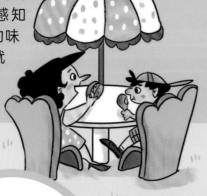

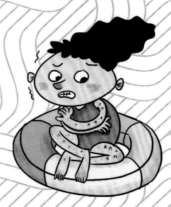

当我们产生冷觉时，大脑则提醒我们取暖，以保护身体。

味觉能帮助我们选择自己爱吃的食物。

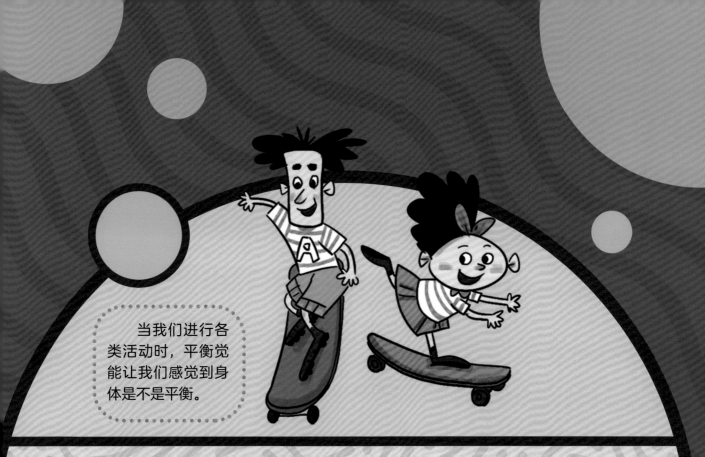

当我们进行各类活动时，平衡觉能让我们感觉到身体是不是平衡。

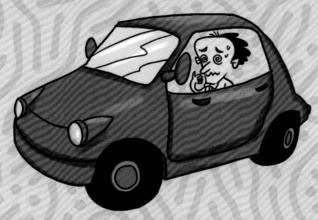

有些人在乘车、乘船时，容易感到眩晕、恶心，很不舒服，这是因为他们的平衡觉太敏锐。

人体内拥有异常发达的感受器，而且它们非常敏感，一旦受到刺激便立刻向大脑"汇报"。于是，我们便产生了丰富多样的感觉。

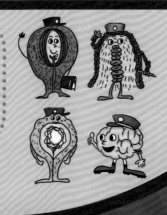

我们有了一种感觉的时候，也会影响、刺激到另一种感觉，这种现象就叫"联觉"。

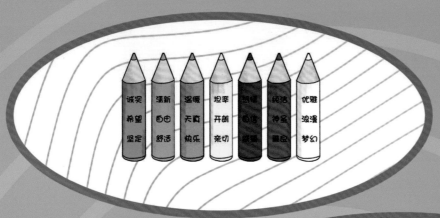

有人看见红色、黄色等颜色时，会感到温暖，而看到蓝色、绿色等颜色时，会感到凉快。这是视觉影响温度觉，称为"颜色－温度联觉"。

动画片里的一些英雄，就经常穿带有令人感到温暖颜色的衣裳。

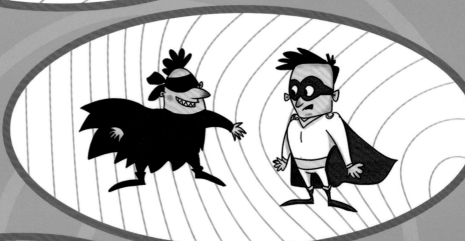

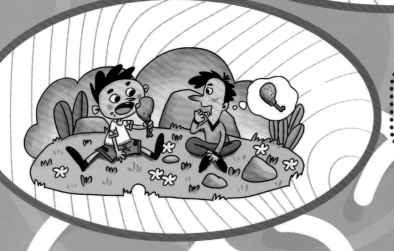

有时候，我们看到别人吃东西，就会不由自主地联想到食物的味道，这是"视觉－味觉联觉"。

不过，有时候我们也会被自己的感觉欺骗。

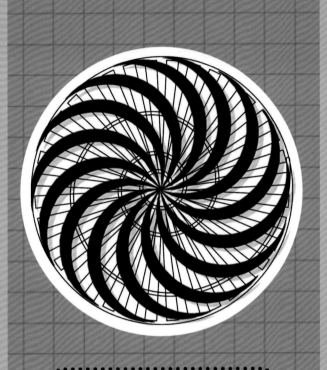

举个例子，我们看到的一件东西，即使它消失了，它的形象也还能短暂地"停留"在我们的视野里，使我们产生视错觉，以为它还没消失。

比如，我们看到某些东西时，我们收到的视觉信息会受到干扰、影响，致使我们产生视错觉。

……

正是这样的视错觉，才能使其实是静止的图画、物体，在我们的眼睛里"动"起来。

?

三 记忆制造器

我们经历过的许多事情，大脑会进行编码和储存，于是我们就有了记忆。

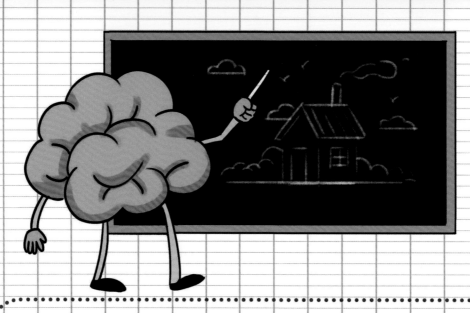

　　大脑会接收外界的大量信息，但只有少量信息被保留在记忆中，大部分信息都被遗忘了，也有一些会发生改变，使我们记错一些事情。

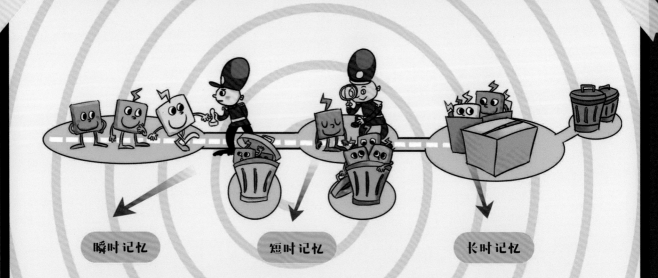

瞬时记忆　　　短时记忆　　　长时记忆

　　大脑储存记忆，分为瞬时记忆、短时记忆和长时记忆三个过程。进入大脑的外界信息，短暂储存形成瞬时记忆，只能保持一秒钟，但是信息量很大。

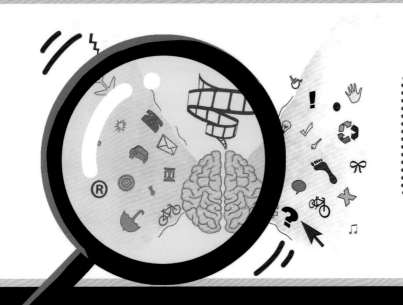

接着，大脑会对瞬时记忆的信息进行加工和整合，形成短时记忆。这类记忆保持的时间也不长，只有数秒到数分钟。

之后，短时记忆如果不断应用、强化，就不容易消失，还会形成长时记忆。有些长时记忆，我们的大脑在很多年后都还记得，甚至永远不会忘掉。

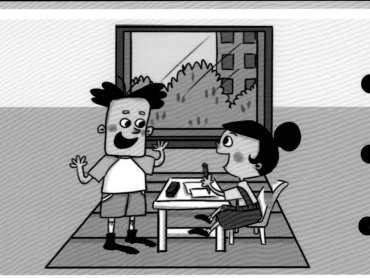

有一些长时记忆，我们本来已经忘记，但过了一段时间后，又能回忆起来。

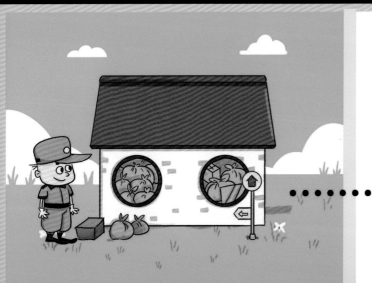

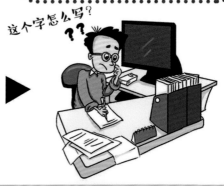

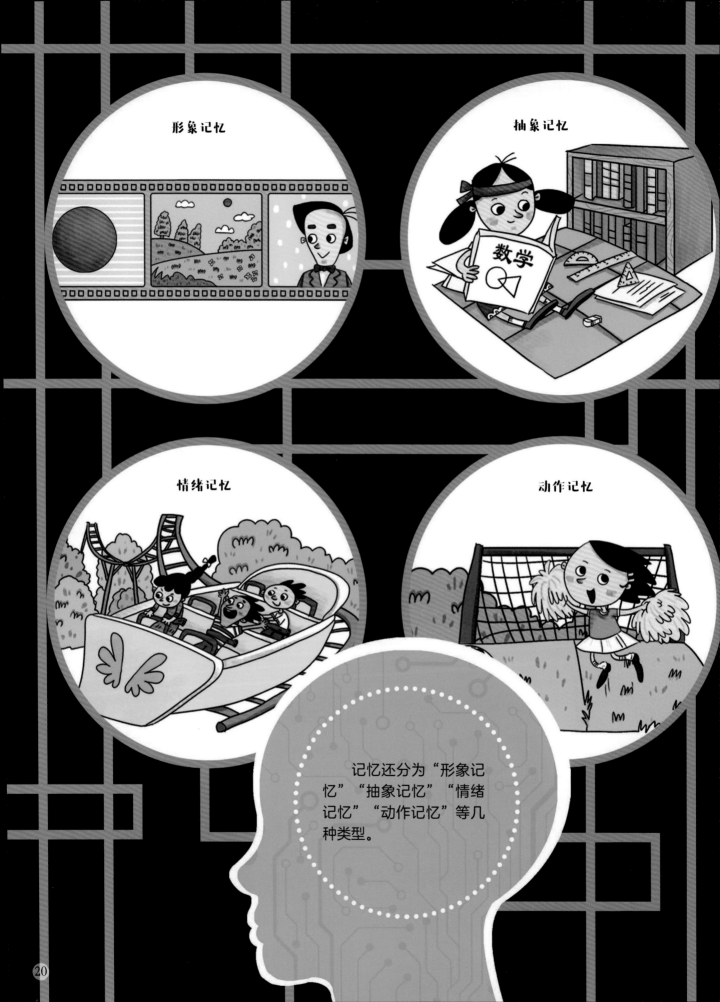

形象记忆

抽象记忆

数学

情绪记忆

动作记忆

记忆还分为"形象记忆""抽象记忆""情绪记忆""动作记忆"等几种类型。

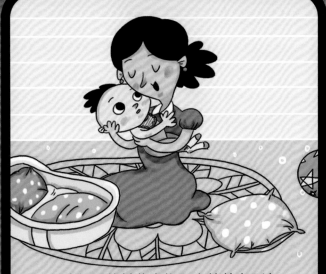

我们记住某些事物和人的外在形象，就是形象记忆。这是我们所有记忆的开端。我们在婴儿时期就会表现出形象记忆，如能记住妈妈的相貌。

我们记住经历一些事情时的情绪和情感，就是情绪记忆。这些记忆能影响到我们的行为习惯。如果我们记得上次玩某个游戏时感到很开心，那么，现在我们就还会喜欢这个游戏。

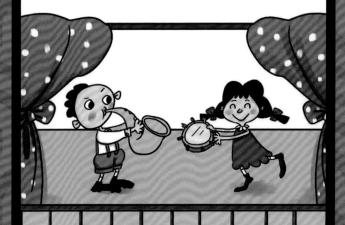

抽象记忆比较复杂，比如我们学习某种概念或某种规律，就需要运用智力，巧妙地把"概念""规律"等以抽象记忆的方式记下来。这是人类特有的记忆能力。

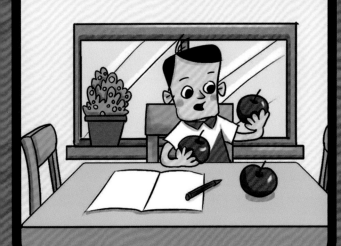

我们的身体做过什么动作或运动，大脑是会记住的，这是动作记忆。骑车、游泳的动作可能一时不容易记住，但只要记住了，就会记得很牢。

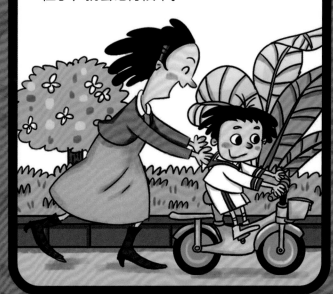

大脑记忆的过程，是由"识记""保持"和"再认"三个环节组成的。

我们的大脑认真地记住了有用的知识和信息，就叫"识记"，也是"有意识记"。

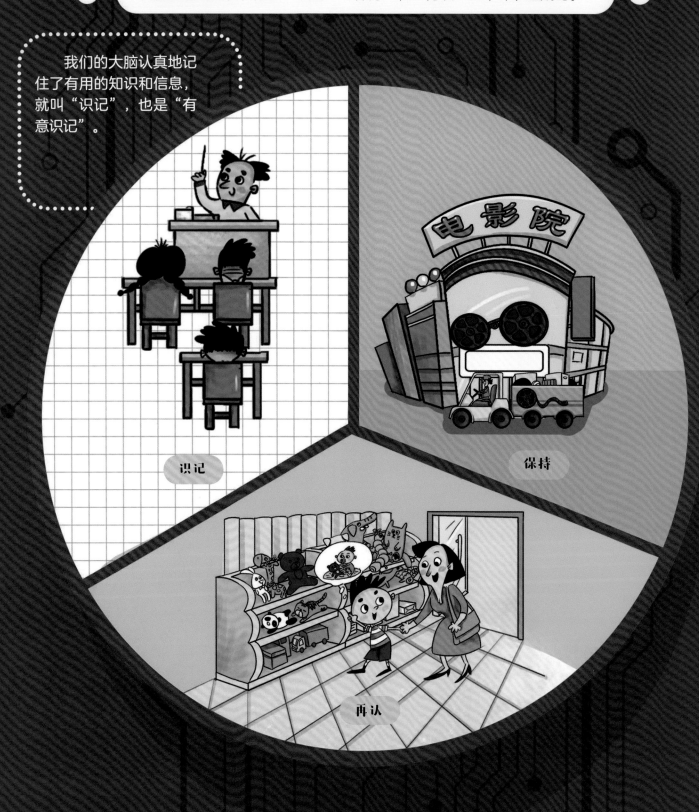

识记

保持

再认

还有一种"无意识记"，比如我们无意中记住一个有趣的小故事。

在大脑里储存并强化知识和信息的过程，就是"保持"。

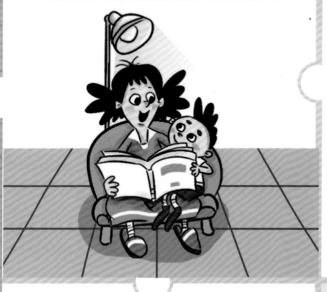

大脑储存着我们学过的知识，和我们见过的事物的信息，所以，当我们再接触这些知识、信息时，大脑就会把它们辨认出来，这就是"再认"。

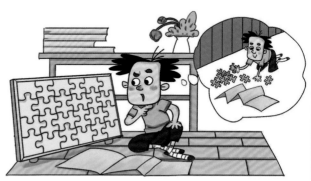

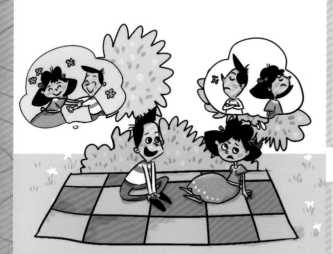

大脑的记忆，也能被回忆和遗忘。

以前识记过的事物，虽然我们现在看不见，但是在其他刺激物的影响下，它的映像能被重新呈现出来，即重现。如果我们要回想以前经历过的一些事情，这些记忆同样也会在大脑中重现。

有些记忆，时间久了会变得模糊，而当我们再去回忆时，记忆的内容还会被大脑改变。

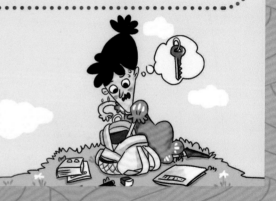

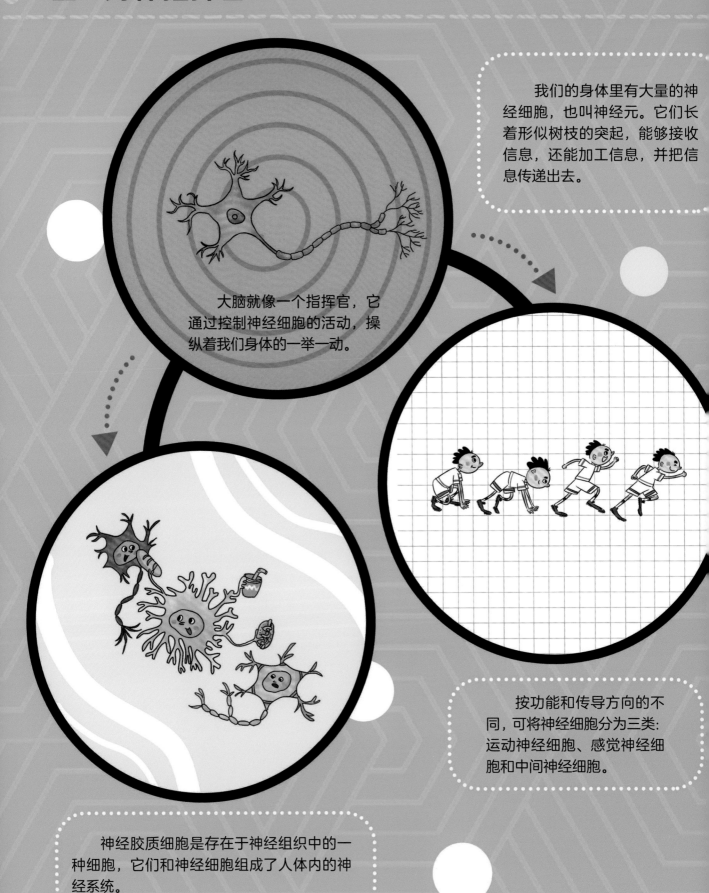

我们的身体里有大量的神经细胞，也叫神经元。它们长着形似树枝的突起，能够接收信息，还能加工信息，并把信息传递出去。

大脑就像一个指挥官，它通过控制神经细胞的活动，操纵着我们身体的一举一动。

按功能和传导方向的不同，可将神经细胞分为三类：运动神经细胞、感觉神经细胞和中间神经细胞。

神经胶质细胞是存在于神经组织中的一种细胞，它们和神经细胞组成了人体内的神经系统。

运动神经细胞能将大脑或者脊髓发出的行动指令传送到肌肉与腺体，使身体运动起来。比如，大脑发出"拿"的指令后，运动神经细胞就会把指令传送到手上的肌肉，于是，手就会拿起某件东西。

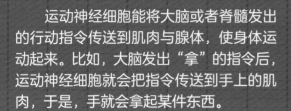

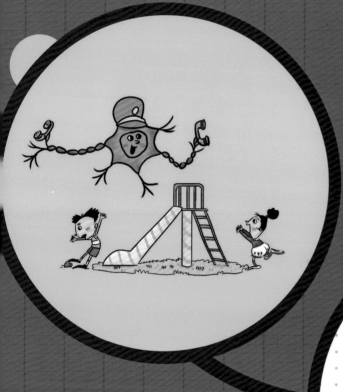

中间神经细胞就像一个个小小的联络员，负责联络各种神经细胞。

感觉神经细胞的任务是把各种刺激传递到大脑或者脊髓。举个例子，气味进入鼻孔，会产生嗅觉信息，而感觉神经细胞就会把这些嗅觉信息传送给大脑。

人体的神经系统主要分为两部分，即中枢神经系统和周围神经系统（包括躯体神经系统和内脏神经系统）。

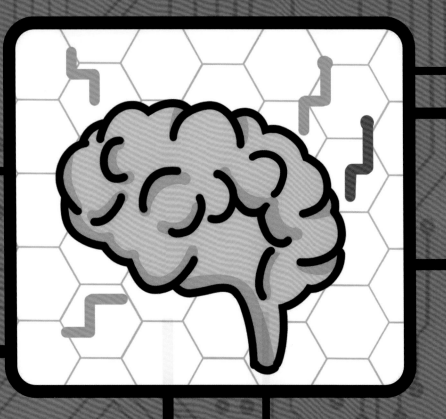

中枢神经系统

躯体神经系统

内脏神经系统

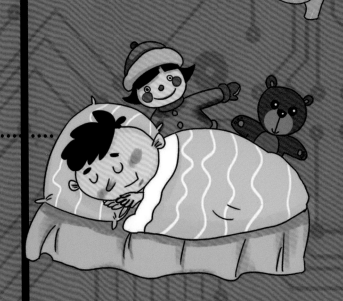

内脏神经系统中的传出神经系统，即内脏运动神经系统（又称自主神经系统），时时刻刻都维持着我们身体的生命活动。即使我们睡着了，它也依然为我们工作，调节我们的呼吸、消化等。

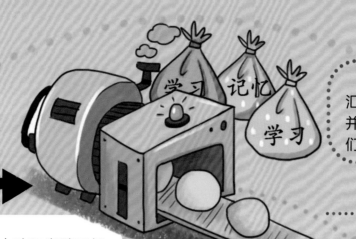

中枢神经系统还能汇集全身的感觉信息，并加工这些信息，把它们转化成记忆。

中枢神经系统包含大脑和脊髓两部分，管理着整个身体，它一发出指令，指令信息就会迅速地传到各个器官。

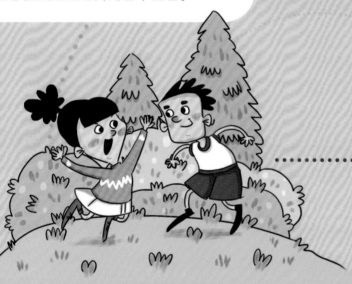

躯体神经系统把感觉信息传到大脑，又把大脑发出的指令传到骨骼和肌肉，这样就控制了我们的身体动作。

比如，当我们感到开心的时候，躯体神经系统会让我们做出开心的面部表情和动作。

内脏神经系统和躯体神经系统组成了周围神经系统。各个外周感受器和中枢神经系统之间的信息传递，就由周围神经系统来负责。

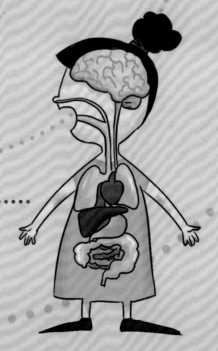

发生紧急情况时，交感神经兴奋性增强，身体会出现强忍住将要流出的泪水、抑制尿意等现象。我们的身体遇到危险时，交感神经系统还能进行防御。

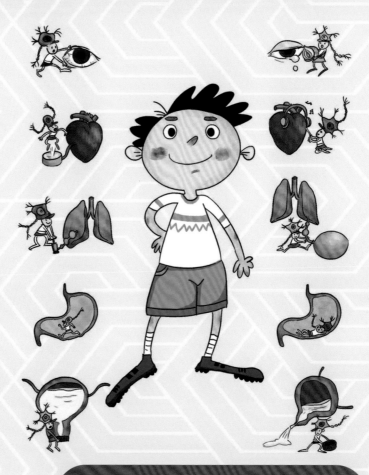

副交感神经系统则能让我们流出眼泪，促进我们排尿，它的作用和交感神经系统的作用正好相反。

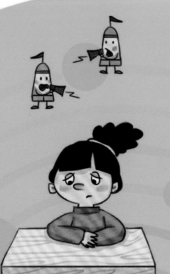

副交感神经系统监控着内部器官的工作，如果我们太疲劳，副交感神经系统就会帮我们调节身体，让我们放松、休息。

在日常生活中，我们身体的反应会和外界的刺激建立联系，形成"条件反射"。

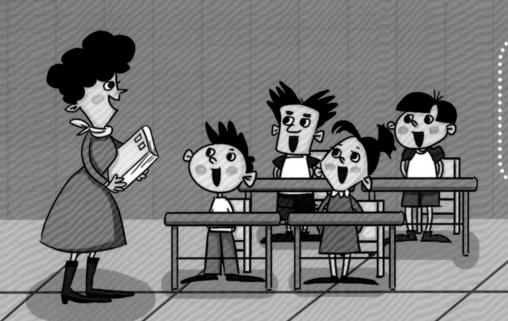

上课前，老师只要说出"上课"两个字，我们就会像往常那样起立，齐声说"老师好"。这就是"条件反射"的一个例子。

在历史上，有一个"望梅止渴"的典故，望梅止渴即为一种条件反射。

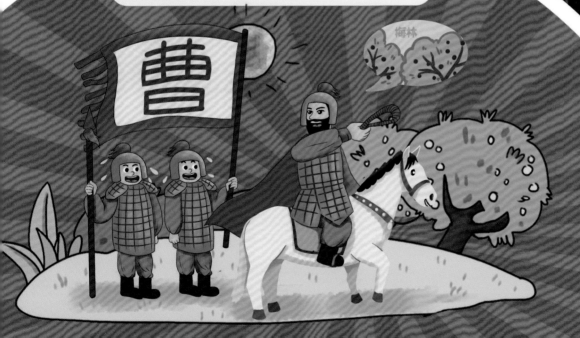

当我们看到梅子，或听到"梅子"两个字时，就会形成条件反射，使我们的口腔分泌唾液。

五 勤工作，多休息

我们的智慧源于大脑。学习、思考和创作，都是大脑的重要工作。

老师说，努力学习能够充分挖掘大脑的潜能，这其实很大程度上是多巴胺的功劳。多巴胺是存在于大脑中的一种化学物质，能激励我们不断进取。

我们专心致志地做某件事情时，大脑就会调动所有的能量，帮助我们做得又快又好。

有时候，大脑会突然迸发出一些奇妙的灵感，这对创作、创新，都非常有利。

经过长期观察，人们发现大脑会随着年龄的增长而不断成长。3~6岁的小朋友爱哭闹，是因为大脑前额叶还没有开始发育。右脑发育，使他们的好奇心非常强烈。

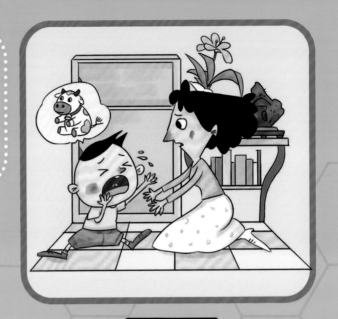

研究发现，在青春期，大脑神经细胞会重新组合。直到30岁左右，大脑才发育成熟。

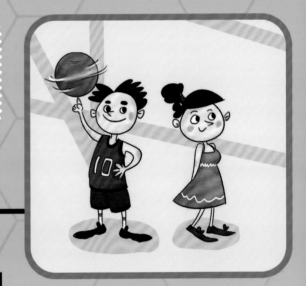

男性大脑的优势是空间想象和逻辑推理能力强，左脑和右脑都喜欢单独工作。而女性大脑的优势是感性思考和直觉判断能力强，她们的左脑和右脑经常互相配合工作。

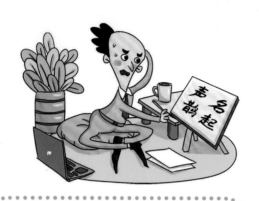

长时间盯着一个字，可能会令大脑疲惫，使我们觉得这个字有些奇怪，就像写错了。

有些人的大脑，在发育过程中由于受到障碍，结果造成了孤独症、多动症、言语障碍、学习障碍等。

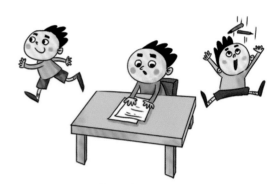

多动症

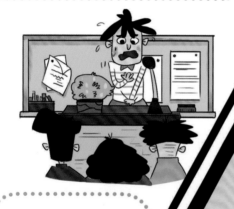

有时候，我们面对很多人发言时，会因为特别紧张而使大脑发生故障，脑海中一片空白，什么话都说不出来。

言语障碍

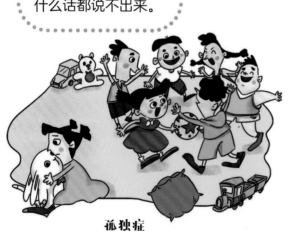

孤独症

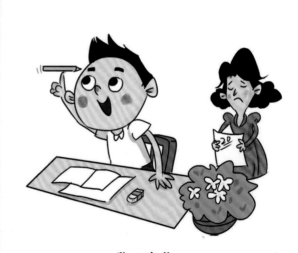

学习障碍

更严重的是，我们的大脑还会生病，如帕金森病、阿尔茨海默病等。

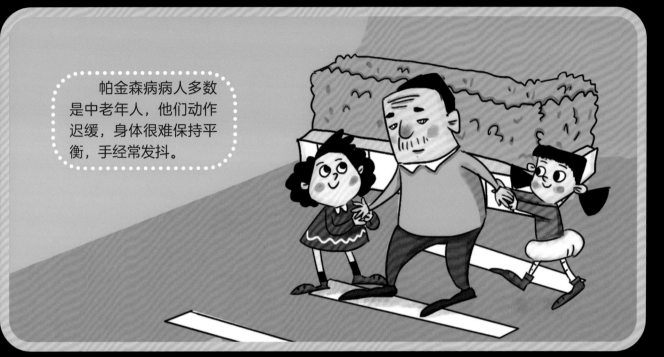

帕金森病病人多数是中老年人，他们动作迟缓，身体很难保持平衡，手经常发抖。

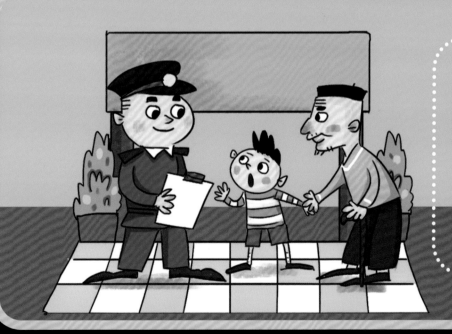

阿尔茨海默病病人的记忆力非常差，甚至完全没有记忆力，连基本生活都无法自理。这类病人也是老年人占多数，所以这种病症也被称为"老年性痴呆"。

对大脑发育障碍者和大脑疾病病人，我们要给予他们更多的关爱、帮助。

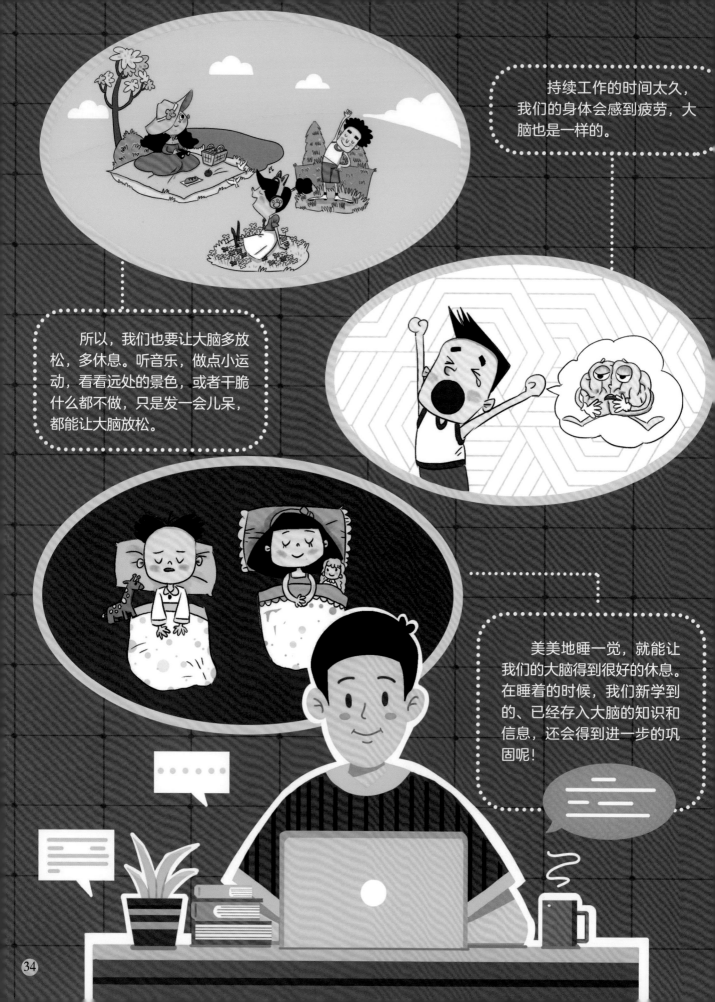

持续工作的时间太久，我们的身体会感到疲劳，大脑也是一样的。

所以，我们也要让大脑多放松，多休息。听音乐，做点小运动，看看远处的景色，或者干脆什么都不做，只是发一会儿呆，都能让大脑放松。

美美地睡一觉，就能让我们的大脑得到很好的休息。在睡着的时候，我们新学到的、已经存入大脑的知识和信息，还会得到进一步的巩固呢！

六 动物的大脑

最后，我们来了解一些动物的大脑。

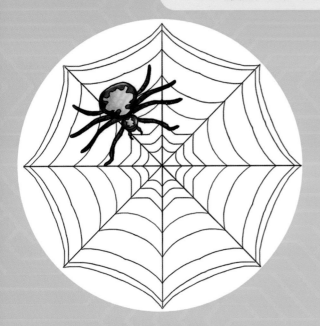

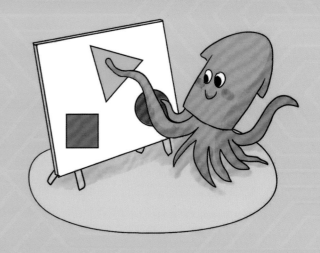

乌贼的大脑有大量的神经细胞，所以它们能辨认图案，还能和同类交流。

有些蜘蛛的大脑真的很大，竟然占了它们体腔的 80%。

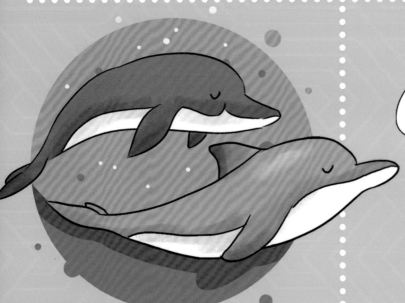

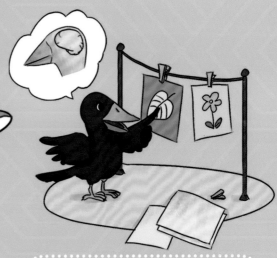

海豚拥有一个又大又重的大脑，它们十分聪明，不但模仿能力强，还能设计陷阱呢！

乌鸦的大脑也很发达，有短期记忆力，而且乌鸦还会使用一些简单的小工具，就像寓言故事《乌鸦喝水》中那只聪明的乌鸦一样。

图书在版编目 (CIP) 数据

奇思妙想的大脑 / 尹传红主编；苟利军，罗晓波副
主编 . -- 成都：四川科学技术出版社，2024.9.
（中国少儿百科核心素养提升丛书）. -- ISBN 978-7
-5727-1537-2

Ⅰ . R338.2-49

中国国家版本馆 CIP 数据核字第 20245JD742 号

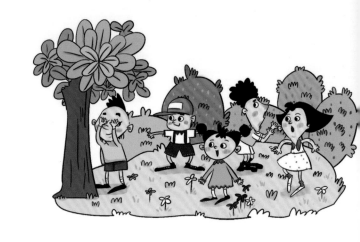

中国少儿百科　核心素养提升丛书
ZHONGGUO SHAO'ER BAIKE HEXIN SUYANG TISHENG CONGSHU

奇思妙想的大脑
QISIMIAOXIANG DE DANAO

主　　编　尹传红

副 主 编　苟利军　罗晓波

出 品 人　程佳月

责任编辑　唐晓莹

助理编辑　刘倩枝

选题策划　鄢孟君

封面设计　韩少洁

责任出版　欧晓春

出版发行　四川科学技术出版社
　　　　　成都市锦江区三色路 238 号　邮政编码 610023
　　　　　官方微博 http://weibo.com/sckjcbs
　　　　　官方微信公众号 sckjcbs
　　　　　传真 028-86361756

成品尺寸　205 mm × 265 mm

印　　张　2.25

字　　数　45 千

印　　刷　成业恒信印刷河北有限公司

版　　次　2024 年 9 月第 1 版

印　　次　2024 年 10 月第 1 次印刷

定　　价　39.80 元

ISBN　978-7-5727-1537-2

邮　　购：成都市锦江区三色路 238 号新华之星 A 座 25 层　邮政编码：610023
电　　话：028-86361770